INIZIA LA TUA GIORNATA CON FACCIA FELICE

BY

ARSLAN AKHTAR

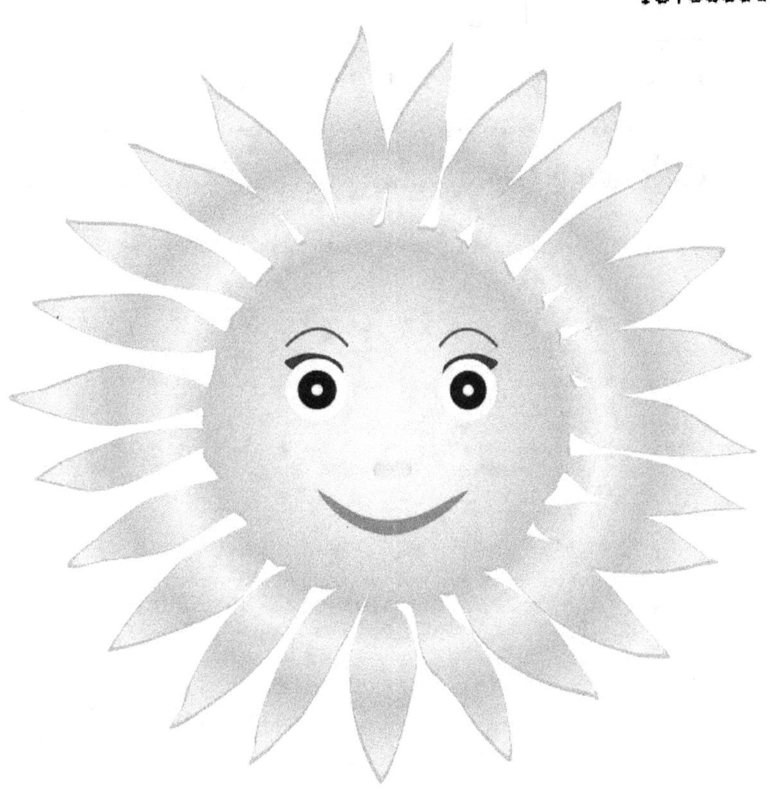

Contenuti

Presentazione

Qua e là facciamo accordi emotivi che dovrebbero dare gioia alle nostre vite, che si tratti di una fuga, di una laurea o di un matrimonio.

In ogni caso, i piaceri fondamentali della vita sono ciò su cui possiamo fare affidamento per darci un'euforia costante. Nel momento in cui apprezziamo e partecipiamo alle cose semplici, l'apprezzamento che proviamo si estenderà anche ad altre regioni. Ecco alcune delle semplici delizie che meritano davvero di provare a incontrare frequentemente.

Erba appena tagliata

L'erba appena tagliata è affascinante tutt'intorno. L'odore e la sensazione sotto i tuoi piedi scoperti sono nuovi e animano le facoltà. Prova a incontrarlo essenzialmente un paio di volte all'anno, poiché le condizioni meteorologiche lo consentono.

Dare e ottenere sorrisi

Quale metodo superiore per incontrare una gioia fondamentale per niente? Dai sorrisi non solo ai tuoi compagni, ma oltre agli estranei arbitrari che passi in città.

Rimarrai stupito di quanto sia bello vedere prima lo shock degli altri e, di conseguenza, il loro sorriso.

La scarica di endorfine dopo l'allenamento

Nel momento in cui risolvi in un modo difficile, otterrai una scarica di endorfine come premio. Queste sostanze sintetiche normali e dal cuore caldo si assicurano di illuminare la tua giornata. Decidi nella prima parte della giornata di utilizzare questa fretta di endorfine per aiutarti a essere particolarmente utile per tutto il resto della giornata.

Partecipare al tuo cibo numero uno

Indipendentemente dal fatto che il tuo cibo numero uno non sia particolarmente sano, concediti di mangiarlo di tanto in tanto. La sensazione del tuo tanto amato cibo ti darà un piccolo aumento di gioia. Gli studi hanno dimostrato che supponendo che eviti un alimento specifico per un periodo di tempo specifico, sarà molto più piacevole la prossima volta che lo proverai, quindi usa questa trovata per rendere la tua cena numero uno di gran lunga migliore del normale.

Tazza calda di caffè espresso o tè

Alcuni di noi guadagnano il nostro

espresso o tè quotidiano. In ogni caso, quando è una propensione quotidiana, può dare molto piacere. Mentre assaggi la tua bevanda decisiva, trova l'opportunità di prendere parte a ogni pezzo.

Fare dei messaggeri sacri della neve

Questo non è solo per i giovani. Indossa degli indumenti comodi e praticamente cadi nella neve. Avere una prospettiva insensata su questo non demolirà l'esperienza, semplicemente abbraccerà la sensazione di divertimento senza colpa che la creazione di messaggeri sacri della neve può portare.

Snickering fino a quando non danneggia

Ridacchiare è come una medicina. Tutti dovrebbero avere la possibilità di ridere finché non fa male non meno di una volta al giorno. Che si tratti di un compagno che potrebbe comporre satira o di guardare un film decente, ottieni un po 'di margine per eliminare la tua pressione ridacchiando.

Ottenere un massaggio alla schiena

Nella remota possibilità che tu non abbia mai avuto un massaggio alla schiena, dai un'occhiata. Quest'ora di totale relax farà sentire le tue difficoltà come se si stessero dissolvendo incessantemente. Numerose persone sono persino qualificate per gli impasti attraverso i benefici dei lavoratori.

Passeggiando sotto l'acquazzone

Passeggiare sotto l'acquazzone è una delle gioie sorprendenti e semplici della vita. Vestitevi bene ed uscite indipendentemente dall'ombrello.

Lascia che l'acquazzone ti spruzzi sul viso mentre cammini e assicurati di rimbalzare in almeno una pozzanghera solo perché.

Le stupidaggini costose sono perfette, tuttavia possono essere difficili da trovare. Piuttosto che restare seduto per la tua prossima vacanza, goditi una di queste semplici delizie. Capendo come vedere il valore nei dettagli facilmente trascurati proprio vicino a te, rintraccerai una soddisfazione straordinaria ogni singolo giorno.

CAPITOLO 1:

Vuoi davvero che i contanti siano contenti?

Come dice l'adagio, "I contanti non possono comprarti la gioia". O può? Avere una quantità adeguata di denaro può sicuramente ridurre la pressione, tuttavia averne una sovrabbondanza non ti renderà più felice di qualsiasi altro individuo.

Tutto sommato, in qualsiasi momento i contanti potrebbero procurarti gioia o no? Le seguenti sono un paio di considerazioni da contemplare in merito alla questione.

I contanti possono procurarti una misura limitata di soddisfazione

Gli studi hanno dimostrato che, in effetti, avere denaro sufficiente per affrontare i tuoi problemi e quelli della tua famiglia dà gioia. Gli individui che vivono nell'indigenza sono generalmente meno beati di coloro i cui bisogni sono soddisfatti. Avere la possibilità di prenderti cura delle tue bollette e dover arrivare al punto di spremere monetariamente ti aiuterà a prevalere per quanto riguarda il sentirti beato.

La sovrabbondanza di denaro non si avvicina alla gioia dell'abbondanza

Avere più denaro di quanto desideri, comunque sia, non ti darà ulteriore gioia. Il denaro e la gioia non sono relativi. Qualcuno con abbastanza soldi per acquistare una casa enorme e alcuni veicoli non avrà la garanzia di avere più soddisfazione di un'altra persona con esattamente ciò di cui ha bisogno.

I contanti portano stress per conto loro

C'è una pressione che accompagna avere contanti. Che tu abbia poco o molto, probabilmente hai una certa familiarità con questa pressione. C'è la pressione di rendersi conto che vuoi spendere ciò che hai in modo ammirevole, così come il modo in cui gli individui con ulteriori processi di pensiero sono attratti dalle persone che sono monetariamente benestanti.

Non su ciò che entra, ma piuttosto su ciò che esce

Non è davvero la quantità di denaro che guadagni a garantire la tua soddisfazione, ma l'oggetto per cui lo stai spendendo e dove sta andando il piano di uscita. Ci sono alcuni standard per l'utilizzo del denaro che possono aiutarti a sentirti più soddisfatto. Dove metti i tuoi soldi e chi li riceve può avere un effetto sul fatto che tu abbia acquisito qualcosa avendolo avuto.

Spendi in incontri, non in cose

L'acquisto di più cose non è dimostrato per soddisfare un individuo. Nonostante il fatto che investire risorse in cose che dureranno sembri una mossa astuta, si concentra sul dimostrare che generalmente ci conformeremo a ciò che otteniamo. Avere queste cose non continua a dare gioia illimitata.

Siamo destinati ad avere una felicità a lungo termine quando i soldi vengono spesi per incontri che ci daranno ricordi duraturi. Che questo implichi viaggiare senza nessun altro o con la tua famiglia, o trovare il tempo per realizzare qualcosa di divertente di tanto in tanto... assicurati di fare incontri invece di acquistare qualcosa che essenzialmente scomparirà nel lungo periodo.

Separati da esso

Dare è probabilmente la cosa più appagante che puoi fare con i tuoi soldi. Che si tratti di una nobile causa o di un compagno sfortunato, scopri come offrire in cambio e offri ciò che hai. Questo è un metodo di spesa che porterà premi individuali a lungo termine.

La risposta breve è no; non devi preoccuparti dei contanti per accontentarti. I contanti possono essere utili, tuttavia, per prevenire la pressione che può diminuire la gioia che provi. Indipendentemente dalla quantità di denaro che hai, utilizza questi suggerimenti per aiutarti a raggiungere il grado di gioia che desideri e continuare con un'esistenza quotidiana traboccante di felicità.

CAPITOLO 2:

Cerca di non sudare un po'

Abbiamo tutti sentito dire che non dovremmo sudare per le piccole cose. Permettere a se stessi di preoccuparsi dei dettagli apparentemente insignificanti della vita è uno dei modi migliori per portare dolore superfluo nella vita.

Possiamo tenerci alla larga da un sacco di sentimenti pessimistici e persino condizioni mediche, fondamentalmente imparando a non permettere ai dettagli facilmente trascurati di raggiungerci.

Centra intorno alla prospettiva più alta

Quando accade qualcosa di piccolo che ti fa ribollire, confronta l'importanza del secondo con tanta distrazione che vortica nella tua vita e nel tuo ambiente generale. Potresti aver rovesciato il tuo giocatore di torta sul pavimento un'ora prima che i tuoi visitatori si presentassero. I tuoi compagni ti adoreranno davvero e parteciperanno di notte indipendentemente dal fatto che tu abbia una torta appena riscaldata per loro? Ammesso che questo sia vero, forse dovresti investire i tuoi sforzi in un posto diverso dal rimproverarti per questo piccolo pasticcio.

Ricordiamo che tutti noi commettiamo errori

Quando qualcosa di piccolo prende provvedimenti per annientare la tua mentalità e la tua prospettiva edificante, pensa al modo in cui nessuno è perfetto. Che siate voi stessi o un'altra persona a creare la circostanza che sembra un disastro ferroviario, ricordate che gli errori sono un tipico pezzo di vita che capita a tutti. Cerca di non permettere che un terribile secondo ti travolga.

Scusate gli altri

Potrebbe essere molto difficile scusare un'altra persona quando sembra che ti abbia portato ulteriore lavoro e stress. Nel momento in cui qualcuno indietreggia contro il tuo veicolo, potresti essere indotto ad attaccarlo verbalmente. In ogni caso, fermati e pensa a come ci si potrebbe sentire a trovarsi nelle loro circostanze. Cerca di non agire e senti di non aver mai commesso un errore, ma scegli la compassione.

Scusa te stesso

Perdonare gli altri può essere una questione semplice in contrasto con scusare noi stessi. Ci sono molti minuti in cui ci trattiamo più male di quanto potremmo mai permettere a un compagno di trattarci.

Nel momento in cui stai lottando per scusarti, considera come gestiresti una confusione comparativa fatta da un vecchio amico. Fai una pausa e pensa prima di molestarti e pensa a cercare un'assistenza competente nel caso in cui non riesci a fermare una fontana di considerazioni negative ogni volta che perdi il segno dell'impeccabilità.

Informati se avrà importanza tra dieci anni

Nel complesso abbiamo problemi e, per la maggior parte, a quel punto, qualsiasi problema sembra essere enorme. L'insight non è generalmente la realtà, tuttavia, e alla fine dipende da noi mettere ciò che sta accadendo nel punto di vista in modo da poter gestire in modo appropriato qualunque cosa arrivi nella nostra direzione.

Quando si verifica qualcosa di negativo

nella tua vita, chiediti se avrà importanza tra dieci anni. Nella remota possibilità che non lo faccia, lascialo andare. Supponendo che qualcuno ti dia il dito medio nell'ingorgo dell'ora di punta, potresti essere invogliato a dare di matto, ma non ne vale la pena. Risparmia i tuoi sentimenti per cose come la realtà che cambiano e meritano la tua attenzione indivisa.

Quando qualcosa va male, hai due opzioni. Puoi scivolare nella furia o lasciarti andare. Andare con la decisione di non sudare le piccole cose darà la tua gioia rivoluzionaria e apprezzerai il tuo cambiamento nel contesto.

CAPITOLO 3:

Quanto beato diresti di essere?

- Richieste di porre a te stesso

Il desiderio di accontentarsi è qualcosa che praticamente tutti condividono. In ogni caso, è generalmente difficile creare beatitudine, né concludere se sei allegro una volta che ritieni di dover essere in questa specifica prospettiva.

Ogni vita avrà alti e bassi, quindi è utile nel caso in cui abbiamo un controllo con cui decidere indipendentemente dal fatto che abbiamo raggiunto la gioia.

Mi sveglio amplificato per il giorno?

Questa è un'indicazione della tua soddisfazione interiore. Ti alzi ogni mattina preparato ad affrontare la giornata o ti senti irrequieto e sfortunato? È difficile essere contenti nel caso in cui inizi ogni mattina in modo negativo.

Anticipo la mia occupazione fondamentale?

Che tu stia lavorando, andando a lezione o realizzando qualcosa di diverso... dovresti provare un senso di aspettativa quando pensi di essere lì. Ci sono alcune cose che dovremmo fare, come pagare l'affitto, quindi la tua scelta di lavorare potrebbe non essere una scelta. Comunque sia, hai una scelta rispetto a dove lavori. Nel caso in cui potessi farne a meno, trasformalo.

Partecipo a persone con cui investo gran parte della mia energia?

Le persone con cui investi la maggior parte delle tue energie sono persone che avranno il miglior impatto su di te. Supponendo che siano pazzi, deterrenti e abbiano bisogno di ispirazione, è probabile che alla fine ti trasformerai in un tipo simile di individuo. Nella remota possibilità che i tuoi compagni non siano stimolanti, rintracciane di nuovi. Investi la tua energia aggiuntiva con le persone che renderanno la tua vita più euforica e ti aiuteranno a creare ricordi positivi che daranno gioia a lungo termine.

Mi piace chi sono?

Una parte fondamentale della gioia è preferire e amare te stesso per quella che è la tua identità. Nel caso in cui non lo fai, allora vuoi capire perché. Implementa miglioramenti vitali e poi decidi di amare te stesso nonostante i tuoi difetti.

Temo o anticipo il mio futuro?

La gioia incorpora avere una visione sicura e sicura del tuo futuro. Viviamo in tempi discutibili, ma ciò non implica che dobbiamo sperimentare costantemente il terrore. Sviluppa la tua fiducia in piccoli modi e pensa a guidare nel caso in cui senti più di una pressione periodica quando rifletti sul futuro che ti aspetta.

Mi rendo conto della ragione della mia vita?

Ognuno ha una ragione di esistenza quotidiana. C'è qualcosa in te che ti rende un nuovo dono per il mondo. Nel caso in cui tu non abbia ancora trovato questo su te stesso, la tua fiducia durerà, così come la tua gioia. Ci sono numerosi sondaggi e libri impegnati a trovare la ragione della tua vita.

Considera la gestione del denaro la tua occasione per saperne di più e trovare ciò che ti fa sentire più soddisfatto nella vita di tutti i giorni.

Essere felici non è sicuramente un desiderio inutile. È essenziale sapere come sei cablato e le cose per accontentarti di te stesso e della tua vita. Ponendoti queste domande e poi fermandoti un minuto a meditare sulle tue risposte, sarai alla fine del percorso verso un'esistenza di vera gioia.

CAPITOLO 4:

La connessione tra cibo e soddisfazione

Sapevi che il cibo può influenzare in modo significativo il tuo stato d'animo, in meglio o in modo negativo?

Per quanto riguarda la soddisfazione e ogni singola area della tua vita, il cibo ha la capacità di ferire o recuperare. Scoprendo quali varietà di cibo scegliere e da cui stare alla larga, vorrai davvero aiutare il tuo corpo e la tua psiche e abbracciare la beatitudine.

Fonti alimentari per sollevare la gioia

Quindi hai bisogno di utilizzare ciò che la forza vitale della terra porta in tavola per aiutare la tua mentalità? Andare avanti con la ricerca di varietà alimentari ad alto contenuto di grassi solidi. I nostri cervelli dipendono da questi grassi, come i grassi insaturi omega-3, e fanno meditazioni per la mentalità e sviluppano ulteriormente la beatitudine consentendo alle cellule nervose di trasmettere in modo più efficace.

Noci pecan, semi di zucca e olio di pesce sono un metodo straordinario per consumarli. I grassi insaturi Omega-3 hanno dimostrato di avere essenzialmente lo stesso successo dei normali farmaci stimolanti rispetto al dolore.

Le bacche sono un altro metodo eccellente per aiutare la tua gioia. Contengono antocianine, che sono utili per il tuo cervello in quanto supportano le sue capacità. Arance, peperoni crudi e kiwi sono ricchi di acido L-ascorbico che combatte la pressione. Le verdure miste supportano la tua ammissione di acido folico e, sorprendentemente, il cioccolato fondente è noto per essere un potenziatore dello stato d'animo positivo. Le banane e i datteri sono fonti alimentari facilmente reperibili che sono note per influenzare i livelli di serotonina in modo enfatico.

Anche il tuo stato d'animo e le tue capacità mentali sono incredibilmente influenzati dalla secchezza, quindi assicurati di rimanere tutto idratato eliminando molta acqua.

Varietà alimentari che ti deliziano

Lo zucchero è l'alimento principale da evitare supponendo che desideri accontentarti. Lo zucchero ti prepara a una rapida e fuorviante ondata di energia quando senti l'ondata di zucchero, che viene poi trascinata da un incidente. Allo stesso modo, lo zucchero può danneggiare la tua struttura insensibile e innescare lo sconforto.

È noto che l'espresso provoca disagio, che allo stesso modo ti negherà l'euforia. Il grano impedisce la creazione della serotonina, aumentando di conseguenza la tristezza. Il liquore è associato all'irritabilità e, sebbene alcune persone si sentano brevemente euforiche dopo averlo consumato, l'inclinazione per la maggior parte sfocia nel cinismo.

Miglioramenti da considerare

È stato dimostrato che l'acido L-ascorbico diminuisce il cortisolo, che è la sostanza chimica che causa la pressione. Tranne se stai ricevendo una quantità significativa di questo nutriente dalla tua routine alimentare, un miglioramento quotidiano è intelligente.

Poiché la mancanza di acido folico è stata collegata allo sconforto, dovresti pensare di prendere un potenziamento. Anche i grassi insaturi Omega-3 e la vitamina B12 sono utili per aiutare uno stato d'animo caratteristico. Gli integratori che ti aiuteranno a controllare i desideri indesiderati incorporano il complesso vitaminico B, il co-chimico Q10 e il resveratrolo.

Dal momento che il cibo influisce sul tuo temperamento, dovresti, in tutta serietà, usarlo al massimo delle sue capacità. Piuttosto che scegliere semplicemente la tua cena in vista di ciò che vuoi in questo momento, trasforma il tuo piatto in un'arma potente che combatterà l'oscurità e la tensione, e costruirà e manterrà la tua gioia.

Ti meriti l'opportunità di provare felicità e, alterando i tuoi schemi alimentari, puoi cambiare completamente te stesso per migliorare le cose. Scegli il tuo stato d'animo scegliendo il tuo cibo e osserva la distinzione che fa.

CAPITOLO 5:

Sette mantra per costruire la tua gioia

Ci sono molti modi in cui puoi espandere la tua gioia e alcuni inganni che non richiedono molta prontezza o sforzo.

Le nostre parole hanno potere e, ripetendo a te stesso i mantra nel corso della giornata, scoprirai che sentirti allegro inizia a funzionare facilmente per te. I seguenti sono sette mantra che, se ripetuti frequentemente, possono trasformarti.

Sono sorprendente

Queste tre parole possono aiutarti a impedirti di cadere in una recessione di disprezzo di te stesso. Un numero eccessivo di persone non ha rispetto per loro e non ricorda che sono stupefacenti, adorabili e unici. Ripeti spesso questo mantra in modo che le parole ti vengano in mente quando le desideri di più.

Sono grato

La gratitudine è un certo metodo per acquisire la beatitudine. Nel momento in cui sei grato, stai davvero cercando di aiutare te stesso a ricordare le cose benefiche nella tua esistenza quotidiana. Pertanto, questa prospettiva edificante attira cose molto più benefiche.

Mi amo costantemente

Uno degli esempi più significativi della vita è amare noi stessi. Nella remota possibilità che ti senti come se non fossi esattamente arrivato in un luogo di piena autostima e rispetto, ripeti queste parole finché non lo fai. Assumiamoli quando sei soddisfatto di te stesso, così come quando sei arrabbiato e frustrato con te stesso.

Sono una calamita per le cose utili

Accettare che le cose benefiche e le circostanze positive stiano andando nella tua direzione, li aiuterà davvero a farlo. Considerarti una calamita per tutto ciò che è sorprendente attirerà quelle cose a te. La tua impavidità e la tua anima positiva attirano ciò che emettono e vedrai la tua vita migliorare mentre ripeti frequentemente questo mantra.

Attiro individui sani nella mia vita

In effetti, anche nelle migliori condizioni, alcuni individui inaccettabili ci impediranno di andare lontano. Crea un cerchio che sia fiducioso e positivo allo stesso modo di te. Stai lontano dallo spettacolo e ripeti questo mantra a te stesso quando sei attratto dall'essere risucchiato dall'energia negativa di qualcuno.

Posso fare qualsiasi cosa in cui metto la mia energia

Fare affidamento su te stesso e credere in ciò che puoi realizzare ti gioverà. Nel momento in cui ti rendi conto che puoi fare qualsiasi cosa in cui metti la tua energia, rintraccerai la felicità illimitata in quell'informazione. Esprimi queste parole quando stai lottando per cambiare ciò che sta accadendo e renditi conto che hai il potere necessario per farlo.

Ho una ragione

Indipendentemente da quanti soldi guadagna un individuo o dall'importo che ottiene, la vita sembrerà irrilevante e vuota senza un senso di direzione. Ci sono molti libri composti sull'argomento che possono aiutarti a scomporre la tua vita e capire qual è la tua particolare intenzione.

Rifletti sulle cose che ami e da cui sei attratto e su ciò che ti fornisce la tua più notevole sensazione di appagamento. Porti in tavola qualcosa di straordinariamente eccezionale per il mondo e questo mantra ti aiuta a ricordare quella realtà.

Le nostre parole hanno molta forza e i mantra sono un metodo incredibile per mostrarci la via della soddisfazione. Nel momento in cui utilizzi le tue parole per portare cose positive nella tua vita, rintraccerai la gioia. Ripassa questi mantra e scopri quale distinzione faranno per te.

CAPITOLO 6:

Carattere e Gioia

Apparentemente alcuni individui sono solo più gioiosi di altri. Non generalmente gli individui hanno vite semplici, per lo stesso motivo. Le persone che sono beate sembrano avere fattori specifici di cui ha bisogno un altro singolare.

Una variabile inequivocabile è il tipo di carattere. Come può giocare nella questione della gioia individuale? Quanto segue è una carrellata delle qualità del carattere e di cosa significano per la tua sensazione di prosperità.

Compulsività

Quei tipi di carattere che tendono alla compulsività corrispondente a se stessi così come ad altre persone, tendono ad essere meno allegri degli individui che tollerano maggiormente risultati diversi. Anche se un pignolo otterrà gioia nel ben fatto, sarà limitato a causa dei riflettori vicini sul seguente enorme compito.

Nel momento in cui capisci come prendere parte al processo invece di attenerti a un severo accordo di regole, la tua gioia si svilupperà.

Sognando

I visionari il più delle volte saranno beati. Nonostante il fatto che i visionari possano spesso tendere a indugiare, il che porta pressione, c'è sempre qualcosa da sognare di nuovo dopo che la pressione è passata.

Nella remota possibilità che non siamo concepiti in questo modo normalmente, possiamo ottenere alcune conoscenze significative dai visionari mentre cerchiamo la gioia nella vita di tutti i giorni. Contempla ciò che desideri profondamente e investi un po 'di energia ogni giorno partecipando alla possibilità di quella stessa cosa, e vedrai la gioia che può essere rintracciata in questa semplice attività.

Associazione

Gli individui i cui caratteri tendono ad essere coordinati hanno molto da fare per loro, ma è possibile avere un'overdose di qualcosa che è altrimenti buono anche da queste parti.

Il significato è in equilibrio. Sii troppo concentrato sull'associazione e perderai le piccole sottigliezze che dovrebbero essere deliziate alla fine del percorso. Essendo troppo complicato, poi di nuovo, incontrerai l'insoddisfazione tua e di altre persone quando le cose non vanno come previsto.

Trova un giusto compromesso e decidi di sistemarti quanto basta per far funzionare le cose in modo più efficace.

Energia

L'energia è un attributo caratteriale che influenza totalmente la propria soddisfazione. Alcuni individui vengono messi al mondo con una propensione a questa qualità, mentre altri devono sforzarsi di non vivere nel cinismo.

Indipendentemente da quale parte inclini normalmente, persegui decisioni che ti faranno rispondere in modo positivo e che costruiranno la tua fiducia durante il tempo trascorso nella vita. Scoprirai che la soddisfazione ti viene normalmente quando permetti alla tua energia di cambiare da negativa a positiva.

Vivere al Tempo

Potresti essere una persona estroversa o un solitario, ma qualunque cosa tu sia, puoi decidere di vivere in quel momento. Andiamo avanti con la nostra vita solo una volta e trovare soddisfazione implica essere completamente presenti per ogni singola fase dell'escursione.

Alcune persone lo considerano più semplice da fare e altri devono provarci davvero. Qualunque sia la tua normale propensione, decidi di fare tutto con serietà, così non ti pentirai di nulla e potrai trovare una profonda soddisfazione.

Non possiamo cambiare i nostri personaggi, tuttavia possiamo guadagnare l'uno dall'altro. Gli individui con vari caratteri e qualità caratteriali hanno una tendenza caratteristica sia verso che lontano dalla beatitudine. Prendi il personaggio che ti è stato dato e poi indirizza la tua energia nel portare avanti una vita allegra nel modo più efficace concepibile.

CAPITOLO 7:

Perché vivere al Tempo ti rende più gioioso

Complessivamente ci rendiamo conto che vivere nel passato può trascinare un individuo verso il basso, ma perché? Inoltre, cosa si potrebbe dire della vita da qui in poi?

Vogliamo l'equilibrio, ma vivere in quel momento è qualcosa su cui dovremmo concentrarci supponendo che dobbiamo avere esistenze allegre. È stato dimostrato che vivere in quel momento è il modo più efficace per diventare e rimanere beati. Ecco il motivo.

Non possiamo cambiare il passato

Praticamente tutti noi abbiamo lamentele su qualcosa di prima, eppure non c'è modo di trasformarlo. Piuttosto che sprecare i nostri minuti e le nostre energie in lutto per circostanze che sono un ricordo lontano ea questo punto non siamo in quello stato d'animo da trasformare, possiamo utilizzare l'energia per migliorare ciò che sta accadendo. Ottieni il meglio da un momento precedente e poi continua.

Non possiamo prevedere cosa c'è all'orizzonte

Cerca di non stressarti per il futuro, poiché non puoi prevedere cosa porterà. Puoi pianificare in parte ed essere sfortunato per ciò che riserva il domani mirerà solo allo stress che si aggiungerà al benessere e ai problemi mentali.

Vivi il tempo e decidi di fare del presente la tua concentrazione. Piuttosto che temere le ripercussioni che le tue decisioni porteranno al tuo futuro, stabilisci le scelte alla luce di ciò che è grande nella tua vita in questo momento.

Ciò diminuirà le inclinazioni verso il dolore e il terrore.

Ti dà la forza di essere disponibile

Nel momento in cui contempliamo il passato o il futuro rispetto al presente, fluttuiamo via sulla base della comune decenza davanti ai nostri occhi. Forse il tuo regalo include un progetto di lavoro che richiede la tua totale concentrazione ed energia. Forse il tuo regalo include bambini piccoli con il naso che cola che hanno bisogno che il pranzo venga messo in tavola.

Nel momento in cui abbraccerai completamente il tuo presente, otterrai di più dall'esistenza che hai. Puoi finalmente smettere di minare la tua attuale euforia con la paura di ciò che potrebbe accadere immediatamente, o la colpevolezza delle scelte che sono attualmente precedenti.

Sii grato per le apparenze davanti a te ora e per le preziose porte aperte che stanno bussando al tuo ingresso in questo momento. I minuti in cui capisci come amare miglioreranno il tuo futuro con i caldi ricordi che trasmetterai lì e non rimpiangerai nulla per il centro perduto.

Avere un punto di vista decente

Significa molto abbracciare le circostanze attuali. Anche avere un centro fieristico è significativo. Nel momento in cui contempli il futuro, prendi gli accordi che sono essenziali per farti partecipare a quel momento in seguito, sulla base del fatto che un giorno o l'altro il futuro sarà che sei "in quel momento". Non trascurare la tua anticipazione del futuro, ma non permettere che consumi la tua vita in modo sfortunato. L'equilibrio è vitale e ti aiuterà a non sentire la pressione a causa di una quantità eccessiva di riflettori su una regione.

Vivere in quel momento è probabilmente la cosa migliore che puoi realizzare per te stesso. La gioia si compie quando decidiamo di risiedere e apprezzare dove siamo in questo momento, piuttosto che struggerci per qualche altro ambiente generale. Usando il tempo e l'esistenza che ti viene dato molto presente, conoscerai una vera soddisfazione.

CAPITOLO 8:

Chimica e Gioia

Sostanze chimiche... indubbiamente a volte non ricevono molta considerazione. Come avrebbero bisogno di gestire la soddisfazione?

In realtà, le sostanze chimiche assumono un ruolo importante in questa inclinazione, e siamo bravi a scoprire quali fattori giocano qui e come potremmo trarne beneficio.

Come funzionano i prodotti chimici

Le sostanze chimiche sono straordinari corrieri sintetici che controllano la stragrande maggioranza dei cicli del corpo. Gli organi endocrini fanno questi straordinari corrieri e il nostro corpo dipende da loro per funzionare adeguatamente.

Il modo in cui trattiamo i nostri corpi e le sostanze di cui ci circondiamo ha un effetto sul modo in cui queste sostanze chimiche possono aiutarci. Rendendoci conto di ciò che fanno e di come possiamo aiutarli a prendersi cura della loro attività, saremo più vicini al nostro obiettivo di soddisfazione.

Quali sostanze chimiche sono collegate alla soddisfazione?

Ci sono alcune sostanze chimiche che possono supportare la propria soddisfazione. Il principale incorpora serotonina, ossitocina e dopamina.

La serotonina è diventata molto importante negli ultimi tempi. È una sinapsi, che prende i messaggi che iniziano con un pezzo del cervello e poi su quello successivo. La serotonina è fondamentale per prevenire la malinconia e altri comportamenti disfunzionali, e i problemi si verificano quando si ha una carenza di questa sostanza chimica o quando non è possibile prendersi cura dei propri affari.

L'ossitocina è conosciuta come la "sostanza chimica dell'adorazione" e ha vari ruoli, che includono l'assistenza alle persone nel lavorare sulle loro capacità interattive e la limitazione dell'ansia.

La dopamina è un'altra sinapsi, e viene messa in atto quando si verifica una situazione positiva e sorprendente, motivo per cui è nota per il suo lavoro nell'aiutare la mente a scoprire i compensi.

Modi normali per regolare i tuoi prodotti chimici

I prodotti chimici devono mantenere un buon equilibrio per permetterti di lavorare a livelli ideali. Un eccesso o un eccesso di qualsiasi sostanza chimica causerà problemi di benessere a breve e lungo termine. Dal momento che la nostra soddisfazione dipende da questo, siamo accorti nel fare uno sforzo coraggioso per rintracciare una buona disposizione per ciascuna delle sostanze chimiche nel nostro corpo, per stabilire un clima che supporti il sentirsi meglio.

Un modo significativo per mantenere le tue sostanze chimiche in grande equilibrio e la richiesta di lavoro è riposarti adeguatamente ogni sera, allenarti regolarmente e fare a meno dei veleni dalla tua esistenza quotidiana. Limita la pressione nella tua vita per quanto ci si potrebbe ragionevolmente aspettare e stai lontano dalle pillole per la prevenzione del concepimento, se possibile.

Varietà alimentari per regolare i tuoi prodotti chimici

Il cibo assume una parte significativa

ancora da determinare di sostanze chimiche. Ci sono numerose fonti di cibo che dovresti provare a mangiare in modo coerente e molte da cui dovresti cercare di stare lontano.

Le fonti alimentari e gli integratori che aiutano il tuo corpo a regolare le sostanze chimiche e ti mantengono beato incorporano grassi sani, ad esempio quelli che si trovano nell'olio di cocco, nell'avocado, nelle noci e nel salmone selvatico. La vitamina D è un miglioramento significativo, così come il magnesio. Dovrebbe essere consumata una quantità adeguata di proteine pulite, oltre a molte verdure.

Le tue sostanze chimiche assumono una parte fondamentale nelle tue sensazioni di beatitudine. Mantenerli adattati e lavorare per te in modo appropriato è importante per garantire sensazioni di salute mentale. Mantenendo le regole di cui sopra, vorrai effettivamente regolare le tue sostanze chimiche e continuare con un'esistenza di beatitudine e appagamento.

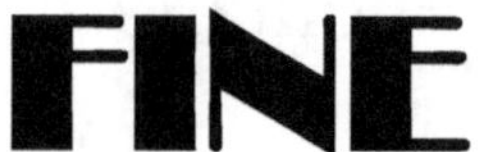

www.ingramcontent.com/pod-product-compliance
Lightning Source LLC
Chambersburg PA
CBHW070217260726
48658CB00006BA/2106